AF582258

RÉPONSE

AU RAPPORT

FAIT AU NOM DE LA SOCIÉTÉ DE MÉDECINE D'ORLÉANS,
SUR UN MÉMOIRE INTITULÉ :

DU

CHARBON DE TERRE

considéré

COMME PRÉSERVATIF

DU

CHOLÉRA-MORBUS,

OU

MOYENS

DE SE PRÉSERVER DE CETTE MALADIE;

Par le docteur Lucas.

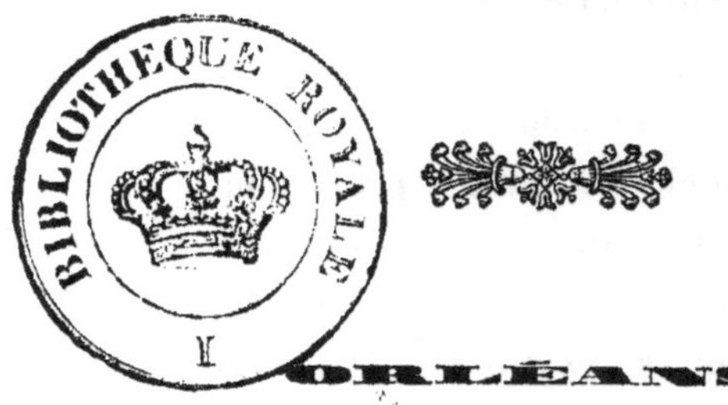

ORLÉANS,

IMPRIMERIE D'ALPHONSE GATINEAU.

1838.

RÉPONSE

AU RAPPORT

FAIT AU NOM DE LA SOCIÉTÉ DE MÉDECINE D'ORLÉANS, SUR UN MÉMOIRE INTITULÉ :

DU CHARBON DE TERRE

CONSIDÉRÉ COMME PRÉSERVATIF

DU

CHOLÉRA-MORBUS,

OU

MOYENS DE SE PRÉSERVER DE CETTE MALADIE.

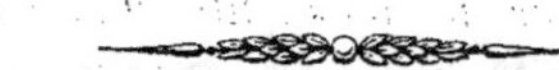

A la suite de l'épidémie de 1832, où je m'étais trouvé dans une position des plus favorables pour bien observer, j'eus l'honneur d'adresser à la Société des belles-lettres, sciences et arts d'Orléans, un mémoire sur les moyens de se préserver du choléra-morbus. La section de médecine de cette Société, qui compte dans son sein tant d'hommes distingués, vient de mettre au jour, sous le nom de rapport, la critique presque malveillante d'un opuscule que l'intérêt seul de l'humanité m'avait dicté, et sur lequel j'étais loin de vouloir baser des prétentions exorbitantes et ridicules. Pour toute réponse, j'ai prié la Société d'ordonner l'insertion de mon écrit dans le plus prochain numéro de ses mémoires. N'ayant pu obtenir satisfaction de ce côté, j'ai voulu recourir aux journaux ; mais MM. les journalistes, pensant sans doute que la vue du public ne peut guère s'étendre au-delà du cercle éternel d'un conseil municipal, et que leurs lecteurs n'éprouveraient aucune sympathie pour un homme isolé, luttant avec une coterie hérissée de phalanges formidables de compères et de commères, m'ont fermé cette voie. J'ai jugé cependant autrement le public, et c'est parce que je l'ai jugé autrement, que je prends la liberté de revenir sur les observations dont j'avais fait hommage à la Société, et sur la manière peu franche et peu généreuse dont M. le rapporteur a trouvé convenable de les examiner.

La docte Société *partage mon opinion*, est-il dit dans le rapport, *sur la possibilité d'arrêter le choléra dès son principe, dans la grande majorité des cas.* Comment se fait-il donc qu'elle ait attendu que le fléau eût disparu de l'Europe pour rassurer les populations contre la terreur qu'inspire le nom seul de ce terrible ennemi? Fallait-il cinq ans et demi pour imaginer de me contester une priorité dont j'avais fait bon marché et que je m'attribuais sous forme de doute seulement? Je dois regretter surtout que M. le rapporteur, dont le but est évidemment de faire ressortir mon étonnante présomption, ait oublié de donner la date de mes idées, qui sont des premiers temps de l'épidémie à Orléans; s'il l'eût fait, le public au moins aurait pu savoir qu'il se trouvait d'autres médecins plus présomptueux encore que moi, et M. le rapporteur lui-même aurait joui d'un véritable triomphe. S'élevant avec une indignation qu'il est facile d'apprécier contre des prétentions trop absurdes, il aurait pu comprendre dans sa vengeance et inonder du torrent de son ridicule, Jules Guérin de Paris, Graver de Dublin, et un médecin de Varsovie qui, dans le cours de l'année dernière, annonçaient comme fruit de leurs observations les vérités que j'avais signalées avant eux. Ils ignoraient donc aussi, ces médecins, jusqu'à quel point leurs droits à la reconnaissance de leurs concitoyens étaient peu fondés. Heureusement pour leur amour-propre, les villes qui ont si bien accueilli leurs prétendues découvertes, se trouvent situées à quelques centaines de lieues de notre rue de la Bretonnerie.

Le rapport cite au nombre de ceux qui ont dit avant moi les mêmes choses, Double et Broussais. Tout en rendant l'humble tribut de mes hommages à ces talents supérieurs, je ne crains pas d'avouer que les conséquences que j'ai cru pouvoir déduire de mes observations, ne sont pas tout-à-fait en harmonie avec leur opinion. Ils disent que le choléra s'annonce souvent par la diarrhée; d'après mes observations ce prodrôme existe 149 fois sur 150 au moins.

Je n'ai point nié, comme l'assure le rapport, la possibilité de certains cas *foudroyants* dans lesquels tous les symptômes débutent simultanément et avec violence, puisqu'au contraire j'en cite un exemple dans mon mémoire. Et pour preuve que je n'ai d'autre but que d'éclairer une question importante, en voici un second que j'ai rencontré dans ma tournée en Provence, au mois de septembre dernier.

On me montra à l'hôpital de Marseille une infirmière qui, quatre jours auparavant, avait été prise, s'accordait-on à dire, de tous les symptômes à la fois, c'est-à-dire de diarrhée, vomissements et crampes, car la suspension de la circulation et la cyanose ne sont jamais qu'une suite des évacuations. La malade était à-peu-près rétablie, et deux ou trois jours de repos devaient suffire pour que la bonne fille pût reprendre son pénible service. En supposant que je n'aie point été induit en erreur par les sujets de ces deux observations ou par leur entourage, ces choléras brusques seraient encore moins fréquents que les attaques d'apoplexie dont personne ne s'inquiète et offriraient autant de chances de guérison. Il y a donc entre l'opinion admise jusqu'en 1832 et la mienne, s'il existe un moyen d'arrêter cette diarrhée, la différence du douteux au certain; la distance qui sépare la sécurité de la terreur.

M. Jules Guérin et le médecin de Varsovie préconisent l'ipécacuanha; celui de Dublin les pilules d'opium; Double et Broussais indiquent aussi les opiacées entre vingt médicaments; mais celui-ci met les sangsues avant tout, et celui-là dit positivement ignorer quelle est la meilleure médication. Ma manière d'administrer l'opium ne se trouve point dans leurs ouvrages, et, ce qui est plus singulier, on la chercherait en vain dans le rapport, dont l'auteur n'a pas compris apparemment que s'il est important de connaître le médicament convenable, il ne l'est pas moins de savoir l'employer.

Mais puisque MM. les académiciens étaient si instruits, pourquoi plusieurs d'entr'eux laissèrent-ils mourir successivement tant de personnes dans certaines maisons confiées à leurs soins? M. le rapporteur ne m'a-t-il pas dit qu'il avait perdu neuf personnes de suite dans une maison du faubourg Bannier? A-t-on oublié que dans un établissement, dont trois de ces messieurs faisaient le service médical, il est mort, sur environ 450 habitants, 16 cholériques en 15 jours; pourtant ils avaient à leur discrétion toutes les ressources qu'ils pouvaient désirer. Dans tout mon quartier, peuplé aux deux tiers de gens pauvres et privés de tout, sur plus de trois mille habitants, il n'est mort en 6 mois, malgré une recrudescence plus terrible que l'invasion, que 35 cholériques, dont 25 seulement entre mes mains. Encore ai-je le droit d'accuser des résultats, leur négligence et leur indocilité. La veille, le matin de leur mort, j'avais prédit à plusieurs le sort qui les menaçait. Je ne cessais de leur recommander d'éviter toutes les causes de diarrhée, et si elle survenait de l'arrêter sans perdre un instant. A cet effet je faisais tenir en réserve dans chaque maison quelques têtes de pavots et un peu de laudanum. Le bureau de charité était bien pourvu de seringues, et des personnes bienfaisantes en avaient toujours à la disposition de leurs voisins. Chaque rue possédait des femmes instruites à administrer mon médicament.

Je n'ai fait, selon le rapport, qu'imiter mes confrères... Pourquoi, s'il était vrai que nous eussions tous adopté le même traitement, s'en trouva-t-il qui, me remplaçant auprès de quelques malades, substituèrent leurs ordonnances aux miennes? Comment se fait-il qu'ayant connaissance de la possibilité de se préserver du choléra, quelques-uns prirent le parti de rester chez eux, ou de voir le moins de cholériques possible. Le marinier qui regarderait tranquillement se noyer des malheureux qu'il pourrait sauver, n'aurait pas un cœur d'homme ; et des médecins se seraient enfermés chez eux lorsqu'ils pouvaient soustraire des victimes à une mort affreuse! J'ai meilleure opinion de mes confrères et je trouve tout simple, pour les excuser, d'admettre que nous partagions d'abord la même ignorance. Cette ignorance, je ne prétends pas l'étendre à M. le rapporteur; mais par quelle raison, lui, dont la tête était farcie de tant de connaissances et dont l'esprit pouvait plonger dans les profondeurs de l'histoire de la médecine, a-t-il été assez injuste à l'égard de ses propres lumières, pour dire à qui voulait l'entendre, qu'il s'éloignerait de la ville s'il était en position de le faire? La peur a-t-elle pu exercer sur ses puissantes facultés une influence si désespérante? S'il était avéré que le choléra s'annonçât toujours à l'avance par la diarrhée, comment se mit-il, à mon exemple, ainsi que l'attesterait au besoin le registre où nous inscrivions les cholériques, à prendre des notes pour décider cette question : peine inutile assurément, si elle n'était plus à résoudre. Un moyen aussi simple qu'efficace était connu *depuis deux cents ans avant Jésus-Christ*, et M. le rapporteur a été assez peu humain, disons assez cruel, pour ne pas s'en servir sur-le-champ! Eh quoi! il a pu négliger les ressources que l'exemple des siècles mettait à sa disposition pour recourir à cette longue formule qu'il prit la peine d'imaginer et à laquelle, par sollicitude sans doute pour la réputation de ses confrères, il n'a pas hésité à donner son nom.

M. le rapporteur trouve plaisant que je me sois donné bien du mal à contester l'existence du choléra sans diarrhée, qu'aucun médecin instruit n'admet, dit-il; puis feignant de croire que j'ai écrit après le docteur Bailly, il cite ce médecin célèbre qui, ainsi que moi, ne juge pas inutile de s'élever fortement contre de prétendus choléras secs ou spasmodiques. N'en déplaise à M. le rapporteur, il y a des médecins, dont l'autorité n'est point à dédaigner, qui croient encore à l'existence de tels choléras. Il suffit de nommer le savant M. Cauvière, qui exerce et professe la médecine à Marseille avec la plus grande distinction. *Errare humanum est*. J'aime à croire qu'ils ont pu être induits en erreur par des faits analogues ou à ceux que j'ai cités dans mon imprimé et dans les notes manuscrites que j'y ai ajoutées, ou à celui qui s'est offert à mon observation il y a un mois. Un homme robuste, de 30 ans, est pris de coliques vers minuit; deux heures après les vomissements surviennent et continuaient encore le lendemain vers neuf heures. Je le vis alors pour la première fois : son facies était celui d'un cholérique; il était parfaitement cyanosé; la peau était flasque, couverte d'une sueur froide; son pouls ne se faisait plus sentir; il mourut quelques heures après en pleine connaissance. Mais sa voix ne fut point altérée, la langue ne devint pas froide, les urines ne furent point supprimées, il n'y eut ni crampes ni diarrhée. Il avait vomi un vers lombric et se plaignait peu d'instants avant d'expirer d'une douleur atroce à la région précordiale. Je n'ai pu obtenir d'en faire l'ouverture.

Dans les circonstances où j'ai observé ce fait, personne n'aurait vu un choléra asiatique ; mais si ce malade se fût présenté mourant, dans une salle encombrée de cholériques, quel est l'homme qui ne s'y fût pas mépris?

Ainsi MM. de l'académie d'Orléans reconnaissent avec moi :

1°. Qu'il n'y a point de choléra sans diarrhée;

2°. Que la diarrhée précède toujours, ou presque toujours, les autres symptômes;

3°. Qu'il existe un moyen d'arrêter le mal à son début.

Après m'avoir dénié la priorité sur des observations dont on reconnaît la justesse, on m'accorde sans trop de peine d'avoir le premier fait usage de charbon de terre pour préserver du choléra; mais comme si l'on craignait d'être trop généreux à mon égard, on s'évertue à déverser le ridicule sur ce moyen. Ceci est tout simple : le moyen est bon, il n'est pas de moi; le moyen est de moi, il est absurde.

Si j'étais l'âme damnée d'un chef de coterie, nul doute que je n'eusse la satisfaction de voir, comme un autre, figurer mon nom avec éclat dans les écrits du jour ; mais seul, méconnu, calomnié, ne pouvant même offrir la chétive garantie d'un petit ruban, je me vois réduit à la triste nécessité de repousser des attaques là où j'étais assez présomptueux, je l'avoue, pour croire m'être acquis un faible titre à quelques témoignages de bienveillance. En dépit de certaines préventions dont je n'avais pu me défendre, j'espérais, avec toute raison, que justice me serait faite, lorsque j'appris que l'on avait chargé du rapport un homme d'honneur, de piété même, qui parle souvent de sa bonne foi et de sa conscience, qui a publié plusieurs *grands* ouvrages, et qui va porter chaque année le flambeau de ses lumières dans les congrès scientifiques. Je comptais sans mon hôte....

« M. Lucas, dit le rapport, commença le 22 avril » 1832, six jours après l'invasion du choléra à Orléans, » une série d'expériences. » (Il aurait fallu ajouter que ces expériences consistaient à faire brûler lentement de la houille grasse dans les cours des maisons infectées, jusqu'à ce que les signes de choléra eussent disparu soit par la convalescence du malade, soit par l'enlèvement du cadavre.) « M. Lucas, continue le rapporteur, assure à l'appui » de son opinion, que d'après les relevés de statistique, » il y a eu dans la paroisse de Recouvrance, pendant les 25 » premiers jours, du 21 avril au 17 mai, 68 cas de choléra » suivis de mort, et dans les 6 mois suivants 35 seulement. » Cette assertion ne prouve nullement que cette énorme » différence soit due au charbon de terre. » Certes, si je me fusse servi du raisonnement que me prête ainsi le rapporteur, en tronquant et défigurant mes paroles, il faudrait que je fusse bien absurde pour prétendre avoir prouvé quelque chose en faveur de mon moyen. Il sait bien que ce n'est pas dans la paroisse de Recouvrance que j'ai obtenu le 22 avril un premier succès, et que, l'attribuant au hasard, je fus 15 jours sans donner suite à mes essais. C'est vers le 17 mai seulement, après plusieurs réussites, que je pris confiance dans ce moyen et que je commençai à y avoir recours chaque fois que l'occasion s'en présenta. Maintenant si le rapporteur ne comprend pas, le lecteur du moins pourra comprendre, ce que signifie ma division de l'épidémie en deux périodes.

« Réfléchissant à ce qui se passait, dit le rapport, » dans certains pays où l'on ne brûle que du charbon » de terre, M. Lucas en a déduit des conséquences » qui, si elles n'ont pas été reconnues vraies, avaient » au moins *alors* le mérite d'être vraisemblables. » Que veut dire ce mot *alors ?* Qu'est-il donc arrivé depuis? Le rapport convient que l'Angleterre, la Hollande, la Flandre, Lyon, Saint-Etienne, où l'on brûle beaucoup de charbon de terre, ont été épargnés par le choléra; que le fléau a sévi avec une intensité 18 ou 20 fois plus grande à Paris qu'à Londres; j'ajouterai que Lyon, par sa situation au confluent de deux grands cours d'eau, par la malpropreté et l'étroitesse de ses rues, par la misère d'une grande partie de ses habitants, offre toutes les circonstances que semble rechercher le choléra. Pendant les quatre épidémies qui ont affligé la Provence, des voyageurs venant de ce pays n'ont cessé d'affluer dans ses murs; des cholériques même sont venus mourir dans son hôpital : aucun habitant n'a été atteint. Une fois le choléra s'abattit, comme un essaim d'insectes, sur un village de la rive droite du Rhône, à la hauteur de Saint-Etienne; il y sévit avec fureur, mais ne s'étendit pas au-delà, comme s'il y eût eu dans l'atmosphère de ces contrées quelque agent contraire à sa propagation. Depuis que j'ai pu joindre à tant de faits de simple observation des expériences directes couronnées de succès, ce qui était vraisemblable auparavant, ne l'est plus aux yeux de M. le rapporteur!....

J'ai relaté avec la plus scrupuleuse exactitude tous les faits tels qu'ils se sont offerts: aucun n'a été contraire ; tous, je le sais, n'ont pas la même valeur; quelques-uns même sont insignifiants. Si M. le rapporteur n'eût été préoccupé de toute autre chose que d'instruire ses lecteurs, peut-être aurait-il moins craint de fatiguer leur attention en donnant l'analyse de quelques-unes des expériences. Par exemple, observation 1re, cinq morts en six jours, dans une maison où un de nos académiciens donnait ses soins ; restaient 44 habitants : du charbon de terre est allumé dans la cour durant 24 heures, et le choléra disparaît pour toujours.

Observation 38e. Sept ou huit morts en peu de temps, dans une maison confiée à M. le rapporteur : le choléra ne s'y arrête que du moment où l'on allume du charbon de terre...

Que répondre à de pareils faits? On peut objecter à mes autres expériences que, malgré ma foi en l'utilité du moyen, je n'en étais pas moins attentif à écraser les germes du mal; mais nos deux académiciens ont-ils, pour la plus grande gloire du charbon de terre, attendu qu'il en fût allumé pour faire attention aux prodrômes diarrhéiques et les combattre efficacement. A ces deux faits, j'en ai 32 autres à ajouter. Ici mon adversaire fait sonner bien haut une erreur matérielle; mais cette erreur matérielle je la lui renvoie : c'est lui seul qui la commet; mes chiffres sont exacts. De ces 32 observations, j'en citerai une dont j'avais d'avance annoncé le résultat et qui eut entr'autres témoins, deux médecins.

Observation 36e. Dans une maison où des maçons

étaient entassés, trois avaient eu le choléra la veille. L'un d'eux était soigné dans la maison par un de mes confrères. Seize avaient la diarrhée ; la terreur était à son comble. C'est dans ces circonstances que je promis d'arrêter le choléra. En effet, sous l'influence de mes moyens préservatifs, les malades guérirent, excepté celui que traitait mon confrère aidé d'un conseil ; ce cholérique fut enterré au bout de trois jours ; il n'y eut pas d'autre victime.

Voilà des observations qui, au dire de Monsieur le rapporteur, pourraient tout au plus faire naître de légères présomptions en faveur du moyen dont il s'agit. Mais M. l'académicien, à ce qu'il paraît, est un peu exigeant. Il veut des populations entières préservées du fléau par la combustion du charbon de terre ; il veut des expériences répétées, Dieu sait combien de fois, toujours avec le même résultat. Il veut sans doute un quinquina qui dompte toujours la fièvre intermittente, un mercure infaillible. Le vaccin même ne trouverait pas grâce devant lui. Heureux les malades que Monsieur le rapporteur entreprendrait de guérir ; ils ne devraient pas craindre d'être gorgés de médicaments ! Il suffit, en astronomie, de revoir deux fois une comète pour prédire ses retours durant des siècles ; et en médecine, la répétition d'un même phénomène trente ou quarante fois de suite, ne signifierait rien !..

Pour que la conviction de M. le rapporteur eût été ébranlée, il aurait voulu que mes expériences n'eussent pas été faites dans des maisons déjà visitées par le choléra ; c'est-à-dire que, pour démontrer l'efficacité de l'eau contre l'incendie, il faudrait inonder un quartier où le feu n'a pas encore paru. Mais puisqu'il tient assez à cette manière de voir, pour la reproduire plusieurs fois, il eût pu se contenter, s'il y eût mis un peu de bonne volonté ; car outre que les localités placées sous l'influence du charbon de terre ont offert en grand des expériences telles qu'il en désire, je lui ai cité dans mes notes manuscrites plusieurs personnes de la ville qui avaient fait usage de ce combustible, lorsque le voisinage de cholériques leur inspirait des craintes, et qui n'ont pas eu à regretter leurs frais.

A tous ces faits fournis par l'observation et par l'expérience, M. le rapporteur en oppose *deux* : l'un est extrait de mon mémoire, l'autre vient bien de lui. Je regrette que M. le rapporteur n'ait pas toujours averti ses lecteurs quand il puisait ses citations dans mon mémoire ou dans les notes manuscrites ajoutées à l'exemplaire qui lui fut soumis, ou même dans les communications amicales que je lui avais faites pour répondre à sa promesse de me lire son travail quand il serait fini. Est-il besoin de dire qu'il n'a pas tenu cette promesse? Voici le premier fait : « A » North-Shields, une rue où l'on brûle du charbon de » terre dans toutes les cheminées a été très-maltraitée. » M. le rapporteur s'est dispensé d'ajouter avec moi, et pour cause : « Les maisons sont construites sur le pen- » chant d'un coteau et n'ont d'ouverture que du côté » du fleuve : on conçoit que les habitants de pareilles » tannières ne sont pas bien à leur aise, et l'on pourrait » en conclure que l'espèce de houille qu'on y brûle, » n'est pas dans les cheminées un préservatif à toute » épreuve. »

Voici le second fait qui appartient à M. le rapporteur, chevalier de la légion-d'honneur : « A Orléans, dans » les usines de M. Montmousseau, fabricant de limes, » rue Tudelle, faubourg St.-Marceau, où l'on ne brûle » *que du charbon de terre*, la maladie a fait des *ravages* » *considérables*, et la *presque totalité* des ouvriers a été » atteinte. »

Ce fait, fût-il vrai, ne prouverait rien, car on ne brûlait pas du charbon de terre jour et nuit, et les ouvriers ne couchaient pas dans les ateliers; or, c'est surtout la nuit que les miasmes en général exercent leur influence délétère. Si la vertu neutralisante de l'influence épidémique réside dans quelque gaz dégagé par une combustion lente, il est possible qu'une combustion rapide brûle ce même gaz, et dans les foyers et les fourneaux il peut être entraîné par les cheminées et les tuyaux. Le succès de cet agent, comme celui de l'opium, peut dépendre de la manière de s'en servir. Je ne me serais donc pas occupé de ce fait, si le hasard ne m'eût amené un ouvrier de M. Montmousseau qui m'apprit, à ma grande surprise, que le fait cité par M. le rapporteur est controuvé. La vérité est, que l'on brûle dans les usines de M. Montmousseau autant *de charbon de bois que de charbon de terre*. Il est également vrai que *pas un* de ces ouvriers n'est mort du choléra; seulement deux en ont été atteints, dont l'un en soignant chez lui une sœur qui succomba. *Mais il n'y eut ni mort ni malade du choléra dans la maison même de M. Montmousseau.*

Il est encore une distraction que je ne puis négliger de relever, parce qu'elle tendrait à donner une direction fausse, selon moi, aux recherches de ceux qui désireraient trouver quel est, dans la combustion lente de la houille grasse en plein air, l'élément ou la circonstance qui neutralise ou au moins affaiblit évidemment l'influence épidémique. M. le rapporteur cite, sans dire où il a puisé ses citations...., l'opinion de plusieurs qui font honneur des résultats à l'hydrogène sulfuré, et laisse penser que je partage cette manière de voir; tandis qu'il a lu positivement dans mon mémoire : « S'il se dégage de l'hydrogène sulfuré dans la combus- » tion lente de certains charbons, il s'en dégage abon- » damment des latrines, et certes j'ai de fortes raisons » pour ne pas regarder leurs émanations comme un » préservatif : onze maisons où elles se faisaient sentir » m'ont offert un très-grand nombre de malades : trente- » huit choléras graves et vingt-huit morts. » A ces faits de 1832, je puis ajouter aujourd'hui l'exemple de la Provence entière, et en particulier de Marseille, terre de prédilection du choléra-morbus. Les architectes de ce pays n'ont pas connu l'utilité des latrines. Chaque matin les habitants de Marseille sont obligés de jeter les ordures dans les rues dont les ruisseaux les charrient dans le port, véritable fosse non inodore de toute la ville. A mon voyage, lors de la dernière épidémie, je pris la liberté de signaler, après bien d'autres sans doute, aux autorités de cette belle et opulente cité, cette cause puissante de choléra; et j'ai lu dernièrement, avec la plus vive satisfaction, que les chambres venaient d'autoriser un emprunt de dix millions pour unir la Durance au port de Marseille par un canal. Les eaux de cette rivière vont donc balayer enfin cet immense bassin où s'entassent tant d'immondices depuis les Phocéens.

A entendre le rapporteur, je me serais tout-à-coup épris d'une passion irréfléchie pour mon moyen. Est-ce bien à moi que ce reproche est adressé?

Quis tulerit Gracchos de seditione querentes!

Est-ce moi qui, après deux succès, ai fait crier au prodige par tous les journaux de la ville? Ai-je abusé de la confiance du correspondant distingué de la *Gazette Médicale*, pour annoncer au monde *un spécifique héroïque qui devait faire époque dans les annales de l'art de guérir?* Est-ce moi qui ai fait intervenir l'autorité, provoqué des réunions, pour imposer à mes confrères l'obligation d'user de mon spécifique? Et quel spécifique! Vous tous que l'on voyait armés d'une énorme vessie gonflée de gaz protoxide d'azote, comme les augures de Rome, vous ne pouviez vous regarder sans rire. C'est à grand'peine si, sur 36 sujets soumis à vos expérimentations, vous êtes parvenus à dilater le pouls de 19 : effet que l'on obtient aussi souvent et avec moins de frais en disant au malade de soupirer pour dilater sa poitrine. Moi, je n'ai fait valoir mon moyen qu'en l'employant sous les yeux de tous.

Ce n'est point sans répugnance que je me suis décidé à traduire devant l'opinion publique cette œuvre confraternelle. J'ai à cœur la considération du corps médical, et nul n'apporte plus de désintéressement dans les relations qui existent entre confrères ; mais déjà une fois j'ai laissé jouir paisiblement de leur triomphe les auteurs d'une production pareille, également légère de bon sens et de loyauté. Trop de modération finit par devenir faiblesse. Si je ne me servais pour toute arme que du mépris, don Bazile s'imaginerait que je n'ose braver son génie inventif. D'ailleurs, je dois ma réponse à mes confrères des environs qui, prenant au sérieux cette société médicale avec son journal, pourraient penser à profiter de cette voie pour enrichir de faits nouveaux une science toute d'observation. Cette réponse, je la dois aussi à l'humanité ; car, par mon silence, je semblerais aux yeux du public renoncer moi-même à mon opinion, qui, loin d'être ébranlée, ne peut qu'avoir été fortifiée, comme on le pense bien, par le genre d'argumentation de mes adversaires.

En 1768, Sutton et Fewster avaient reconnu dans le cow-Pox un préservatif de la petite vérole. Ils adressèrent un mémoire sur ce sujet à une société médicale. Mais au sein de cette société, une coterie ayant pour devise :

Nul n'aura de l'esprit que nous et nos amis,

vivait en famille, et, cachée sous l'égide de quelques noms respectables, faisait et défaisait les réputations à son gré. Harcelés de tracasseries, abreuvés de dégoûts, les auteurs de cette découverte divine, qui a reculé de trois ans le terme moyen de la vie humaine, semblèrent y renoncer. Je ne sais s'ils obtinrent de vivre en paix à ce prix; mais le monde fut privé, durant 30 ans, des bienfaits de la vaccine, jusqu'à ce que parût Jenner, dont la voix puissante put dominer tous les sifflements.

LUCAS,
DOCTEUR-MÉDECIN.

FIN.

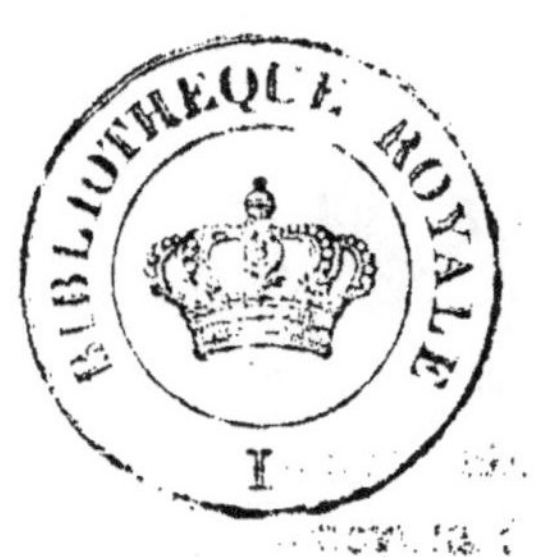

www.ingramcontent.com/pod-product-compliance
Lightning Source LLC
LaVergne TN
LVHW050514160826
845677LV00003B/1122

* 9 7 8 2 3 2 9 6 3 4 1 7 3 *